DE L'IODE

DIRECTEMENT ASSIMILABLE

ÉTUDE CHIMIQUE ET THÉRAPEUTIQUE

PAR LE

Dᴿ Léon TOUTAINT

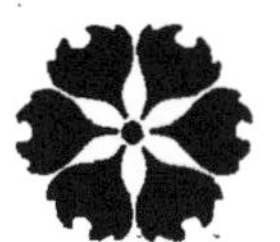

PARIS

IMPRIMERIE A. LANIER ET SES FILS, 14, RUE SÉGUIER

—

1892

DE L'IODE

DIRECTEMENT ASSIMILABLE

ÉTUDE CHIMIQUE ET THÉRAPEUTIQUE

PAR LE

Dr Léon TOUTAINT

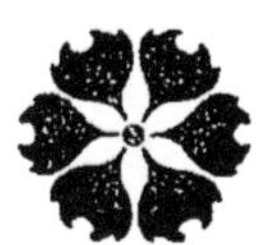

PARIS

IMPRIMERIE A. LANIER ET SES FILS, 14, RUE SÉGUIER

1892

DE L'IODE

DIRECTEMENT ASSIMILABLE

A. - *Étude chimique et pharmacologique*

I

L'IODE est un des médicaments les plus employés, en raison de la multiplicité de ses indications et de la sûreté de son action. Aussi bien s'est-on souvent préoccupé d'en rechercher le meilleur mode d'administration.

La simple énumération des nombreuses affections qui ressortissent à la médication iodée suffirait à justifier amplement l'importance qu'ont attachée tous les pharmacologistes et tous les cliniciens au choix d'une *bonne préparation*.

Que faut-il entendre par là ? *Une préparation facilement acceptée, bien tolérée par le tube digestif, ne détermi-*

nant pas, dans les conditions habituelles, de symptômes graves d'iodisme et possédant, d'autre part, une action thérapeutique efficace. Voyons si l'arsenal médicamenteux des préparations iodées renferme une substance répondant à ces desiderata.

Chez l'enfant, l'iode s'administre surtout à l'état de sel de fer; chez l'adulte, on s'adresse de préférence aux iodures alcalins.

Eh bien, si tout le monde s'accorde pour proclamer la haute valeur de ces combinaisons iodées, personne n'en méconnaît les multiples et sérieux inconvénients. L'iodure de fer, tel qu'il est généralement employé, est un sel instable, à goût fortement styptique et déterminant d'une façon presque constante des troubles gastro-intestinaux plus ou moins graves : Son action est toujours lente, souvent infidèle et comme conclusion il faut dire que, sous sa forme courante, l'association de l'iode au fer, si séduisante *a priori,* ne donne pas dans la pratique les résultats attendus.

Les iodures alcalins (potassium, sodium, ammonium) ont une efficacité bien établie et par suite une des premières places dans la thérapeutique, et cependant il n'est pas de médecin qui n'ait pu en constater les inconvénients. L'iodisme semble beaucoup plus fréquent avec les iodures qu'avec les autres préparations d'iode; même légers (coryza, acné, etc.), les symptômes de l'intoxication iodique sont fort gênants. Ils peuvent être graves et même mortels (FOURNIER) et survenir après l'usage de doses très faibles (GROENOW, FŒRSTER, MALAKOWSKI, etc.). Sans insister sur le goût extrêmement désagréable et, à dire vrai, impossible à masquer réellement, de leurs solutions aqueuses ou sirupeuses, les iodures ont sur le processus de la digestion une influence nocive de premier ordre : ils irritent la muqueuse stomacale, surtout si l'on emploie, ce qui est presque toujours indispensable, des doses soutenues. Cette irritation se traduit, d'après M. le Professeur HAYEM, par de l'hyperpepsie qui aboutit à l'hyperchlorhydrie avec fermentation acétique, état chimique qui indique une grave perturbation du processus stomacal et une altération profonde de la muqueuse et des glandes gastriques.

Même à petites doses, le traitement ioduré, lorsqu'il est longtemps prolongé, peut conduire à l'hypopepsie.

On a, pour toutes ces raisons, depuis longtemps cherché d'autres modes d'administration de l'iode, les iodures, sauf dans quelques rares circonstances et encore cette opinion est-elle fortement contestée, n'agissant que par l'iode.

L'iode libre n'est pas employé; la teinture d'iode est quelquefois prescrite chez l'enfant qui la tolère mieux que les iodures, du moins si cette teinture est de préparation récente, ce qui est rarement le cas; c'est là un point sur lequel nous aurons à revenir pour en chercher la raison. Disons seulement de suite que la teinture d'iode ne peut être donnée que dans du lait ou *associée au tanin*, ainsi que l'a fait remarquer expressément avec tous les auteurs M. SOULIÉ, le distingué professeur de thérapeutique de Lyon.

Nous ne faisons que mentionner l'huile iodée, l'eau iodo-iodurée de Lugol, les éponges brûlées, etc., dont il n'est plus question à l'heure actuelle, quand on veut intervenir par la médication iodée interne.

L'iodoforme a des indications spéciales, qui ne se confondent pas avec celles de l'iode : son odeur, son insolubilité, son action nocive sur les muqueuses digestives, sa toxicité lui assignent un rang tout à fait secondaire parmi les iodiques employés à l'intérieur.

Récemment on a proposé les iodates (LAPICQUE), mais sans apporter en leur faveur autre chose que des arguments de laboratoire : il ne faut pas oublier que RABUTEAU a attribué aux iodates, contenus dans certains iodures impurs du commerce, les symptômes d'intoxication que l'on observe en pareil cas et pour ne citer que celui-là, le fait rapporté par M. HUCHARD (œdème de la glotte) vient à l'appui de cette opinion.

II

Incidemment nous avons dit que la teinture d'iode était relativement bien supportée lorsqu'on l'administre en solutions taniques ; il semblerait dès lors légitime de recommander son emploi : mais il ne faut pas oublier que la teinture d'iode est loin d'avoir une composition constante et s'altère facilement, surtout lorsqu'elle est déjà de préparation ancienne.

Il était néanmoins indiqué de chercher à tirer parti de cette donnée pratique et de s'efforcer d'obtenir une *combinaison stable, non altérable de l'iode*, réalisant les mêmes avantages, en *combinant l'iode directement avec le tanin*.

C'est cette combinaison iodotanée que nous avons étudiée au double point de vue pharmacologique et clinique, et nous allons exposer ici les principaux résultats de nos recherches (1).

---

(1) Nos expériences ont été entreprises avec le vin iodotané mis à notre disposition par M. NOURRY. Ce vin contient exactement 3 gr. 30 d'iode métallique et 6 gr. 60 de tanin par litre, soit, par cuillerée à soupe, 5 centigrammes d'iode et 10 centigrammes de tanin, c'est-à-dire près de *dix fois* plus d'iode que l'huile de foie de morue et près de *trois fois* plus que le sirop de raifort iodé du Codex. Une dose de 5 centigrammes d'iode, c'est-à-dire une cuillerée à bouche de vin iodotané correspond à 0, 75 d'iodure de potassium. *En raison des soins aussi délicats que minutieux* qu'exige la préparation d'un produit renfermant l'iode *exclusivement à l'état de combinaison iodotanée*, il était nécessaire de préciser le produit avec lequel nous avons entrepris nos recherches, pour éviter toute confusion regrettable, au double point de vue scientifique et pratique.

La première question qui se posait était de savoir comment se comporte, au point de vue chimique, l'iode mis en présence du tanin.

Or, nous avons pu sans peine nous assurer : 1° que *l'iode n'est pas à l'état libre;* 2° qu'il se trouve *faiblement combiné,* c'est-à-dire uni à une substance dont il se sépare assez facilement. Ce sont là des expériences élémentaires sur lesquelles nous ne croyons pas devoir insister.

Quelle est exactement cette combinaison iodotanée? Il ne s'agit pas d'iodures alcalins (sodium, potassium, calcium) beaucoup plus fixes. Nous devions rechercher ces iodures en raison de la nature du produit en expérience (vin tanique, contenant des bases terreuses). Or, si l'on précipite le tanin par le perchlorure de fer et qu'on filtre, on constate que le précipité a entraîné la plus grande partie de l'iode. En d'autres termes, *nous n'avons pas trouvé de traces appréciables d'iodures alcalins.*

Nous avons donc été conduit à admettre que dans certaines conditions de préparation bien déterminées, l'iode en présence du tanin, de la même façon qu'avec les matières albuminoïdes, forme *une véritable combinaison iodotanée analogue à l'iodalbumine.*

En résumé, l'iode ne reste pas libre en présence du tanin, mais dans le composé qui se forme, la molécule d'iode n'est pas fixée très solidement à la molécule de tanin, puisque les acides, même faibles, peuvent la déplacer pourvu toutefois qu'ils soient en quantité suffisante.

Nous nous sommes encore demandé ce qui se produit lorsque dans les solutions iodotanées on ajoute des phosphates calciques. Dans ces conditions, l'équilibre chimique se trouve modifié; l'iode se transforme partiellement en iodure et semble même dans sa totalité entrer dans une combinaison beaucoup plus stable.

III

Étudions maintenant l'action pharmacodynamique de cette combinaison iodotanée, *administrée sous la forme de vin qui paraît la mieux appropriée.*

Au niveau des premières voies, aucune sensation désagréable. Arrivé dans l'estomac, le liquide iodotané agit comme *excitant de la sécrétion gastrique.* (Nous verrons plus tard, qu'en raison précisément de ce fait physiologique, le médicament doit être pris autant que possible avant le repas.)

Nous l'avons administré à plusieurs sujets et nous avons pu en étudier avec soin l'action gastrique. Il faut ici distinguer deux cas bien différents : *Que se passe-t-il après l'administration d'une dose unique? Quel effet produit l'administration prolongée pendant plusieurs semaines?*

Si l'on retire *par la sonde* du suc gastrique chez un individu sain et qu'on l'additionne de vin iodotané, l'iode n'est pas mis en liberté, même si le liquide stomacal contient un léger excès d'acide chlorhydrique libre, ainsi que nous l'avons constaté chez une chlorotique hyperpeptique.

Il ne s'ensuit pas qu'il en soit de même dans l'estomac, que l'on ne doit jamais comparer à un vase inerte; néanmoins, à aucun moment de la digestion nous n'avons trouvé d'iode libre dans le liquide extrait par la sonde. C'est que l'iode ne se dégage que lentement et peu à peu de sa combinaison tanée, et ce n'est en quelque sorte que théoriquement que l'on peut admettre la présence d'iode libre à un moment donné dans l'intérieur de l'estomac. Celui-ci, en effet, ne se détache du tanin que pour entrer immédiatement en combinaison avec l'albumine pour former des iodalbuminates.

Ces données ont une importance qui dépasse les limites de l'analyse scientifique pure : elles vont nous donner, en partie, les raisons de la tolérance et de l'activité de l'iode administré sous cette forme.

Le dédoublement de la combinaison iodotanée dans l'estomac ne nous paraît pas se faire sous l'influence exclusive de l'acide chlorhydrique, puisque nous l'avons constaté nettement chez des sujets n'ayant pas d'acide

chlorhydrique libre dans leur suc stomacal. Nous attri-
buerions donc volontiers ce dédoublement *à l'activité
même des éléments glandulaires de l'estomac*, fait déjà entrevu
et indiqué par Binz, le savant pharmacologiste allemand.

Tandis que lorsqu'on administre des iodures alcalins,
une minime quantité seulement est dédoublée, la plus
grande partie pénétrant en nature dans la circulation
(Pelikan, Kulz, Drechsel), avec les solutions iodotanées, *l'iode n'arrive dans le sang que d'une façon lente,
mesurée, et, dans l'état où son activité est la plus marquée,
sous la forme d'iodalbumine,* une faible quantité seulement
se transformant en iodure de sodium, en présence du
chlorure de sodium contenu dans l'estomac (analyse
du suc gastrique au bout d'une demi-heure).

Aussi bien *l'iode peut-il arriver jusqu'au contact même
des éléments cellulaires de l'organisme,* ce qui nous explique
l'activité remarquable de la préparation.

L'étude de l'évolution du processus stomacal montre
que l'administration de la combinaison iodotanée ne lui
imprime *aucune déviation :* tout au plus dans quelques cas
avons-nous noté une légère accélération.

De même, et ceci a une portée pratique considérable,
si l'on examine la fonction stomacale *au bout de plusieurs
semaines,* on peut noter que le *type chimique n'en est pas
modifié;* dans certains cas de dyspepsie chez les jeunes

filles, avec digestion ralentie et dilatation stomacale, nous avons vu *la digestion devenir plus rapide et la dilatation diminuer.*

Cette *innocuité* de la combinaison iodotanée pour l'estomac pouvait se prévoir *a priori;* elle tient à ce que, à aucun moment de sa digestion, l'iode n'est mis en liberté, et à ce que, comme lorsqu'on administre l'iodure, il n'y a pas à tenir compte de l'action irritante d'iodates contenus dans le produit.

D'autre part, « le tanin, à moins de dose par trop « considérable, ne paraît pas avoir sur la digestion gas- « trique d'action prononcée : le travail de peptonisation « *in vitro* n'est pas troublé, même par une solution de « 5 à 10 0/0 ». « Soulié. »

De même la *rareté des accidents d'iodisme,* qui peuvent d'ailleurs exceptionnellement exister mais très atténués, notamment du côté de la peau, s'explique aussi par l'absence d'iodates et surtout par le fait que la préparation n'irrite pas la muqueuse digestive. *Les accidents du côté des muqueuses nous ont paru aussi exceptionnels qu'ils sont fréquents avec l'emploi des iodures.*

IV

Dans l'organisme, l'iode circule à l'état d'iodalbumine et peut entrer comme nous l'avons déjà indiqué, en contact immédiat avec les éléments cellulaires, modifier leur état de nutrition et exercer ainsi vis-à-vis de certains tissus pathologiques les propriétés atrophiantes des iodiques.

Comment s'élimine-t-il? En raison de ses conditions d'absorption et de l'état dans lequel il circule dans le sang, il était à prévoir que l'élimination en présenterait quelques particularités.

Au bout d'une demi-heure l'iode apparaît dans l'urine combiné au sodium, l'élimination reste stationnaire, décroît même un peu pendant la seconde demi-heure, puis augmente progressivement pour atteindre son maximum, décroît alors régulièrement, pour cesser au bout de quarante-huit à soixante heures.

L'élimination par le rein se fait donc en deux temps : le premier est celui pendant lequel l'urine entraîne la petite partie de l'iode qui dans l'estomac a été absorbée à l'état d'iodure de sodium ; le second est celui de l'élimination de l'iode absorbé à l'état d'iodalbumine.

L'élimination est un *peu plus lente que celle des iodures,* d'où *contact plus prolongé* de l'iode *avec les éléments anatomiques.*

Nous n'avons pas déterminé exactement la proportion de l'iode qui s'élimine par la voie rénale ; on peut l'évaluer approximativement aux deux tiers de l'iode ingéré.

L'élimination se fait aussi par la salive. Plusieurs de
nos malades ayant noté après l'ingestion des solutions
iodatanées un goût d'iode dans la bouche, nous avons
étudié avec soin l'air expiré chez l'homme et chez
l'animal (cobaye, lapin); dans aucun cas nous n'avons
pu y décéler nettement la réaction de l'iode.

Sans nous prononcer d'une façon définitive, nous
pensons que cette sensation, d'ailleurs tout à fait
exceptionnelle, dépend du mauvais état de la cavité
buccale; peut-être faut-il accuser les micro-organismes
de la bouche, mettant en liberté l'iode éliminé par la
salive. L'expérience de Binz qui a vu les cellules végé-
tales vivantes décomposer l'iodure de potassium, légitime cette hypothèse.

V

Nous n'insisterons pas ici sur l'action pharmacologique générale bien connue de l'iode, mais nous vou-
lons, avant de clore ce chapitre, dire quelques mots du
tanin, que l'on n'a pas le droit de considérer ici comme
un agent inerte, uniquement destiné à faire tolérer l'iode.

Le tanin, de même que l'iode, est absorbé à l'état de
combinaison albuminoïde de tanin–albuminat. Cette
absorption, qui commence dans l'estomac, s'effectue

surtout dans l'intestin. Arrivé dans le sang, le tanin augmente le tonus des vaisseaux (FRERICHS, DUBOUÉ, SCHULZ, etc.) et excite la nutrition des organites cellulaires. Il s'élimine partie par le rein (LEWIN), partie par l'intestin (STOKMANN).

Résumons maintenant les principales conclusions qui nous semblent ressortir de ce travail pharmacologique sur l'iode administré sous la forme de combinaison iodotanée :

1° *Absence de goût désagréable ;*

2° *Absence d'irritation du tube digestif et rareté des accidents d'iodisme ;*

3° *Absorption lente, mesurée, sous la forme d'iodalbumine, au moins pour la plus grande partie ;*

4° *Contact immédiat et prolongé avec les divers éléments de l'organisme.*

B. - *Emploi thérapeutique*

VI

DANS la première partie de ce travail, nous nous sommes surtout attaché à montrer que l'association de l'iode au tanin permettait d'introduire facilement et sans désordres digestifs l'iode dans l'organisme. Cette donnée nous autorise déjà à prévoir l'action curative remarquable que doit posséder ce nouveau médicament. Mais nous savons qu'en ce qui touche surtout les choses de la thérapeutique, les plus belles prévisions *ne valent pas les faits cliniques*. La recherche des indications et l'étude de l'action de la combinaison iodotanée formeront donc l'objet de cette seconde partie.

Tout d'abord, quelle est la *dose suffisante?* Nous avons obtenu de bons résultats et une tolérance parfaite en administrant pendant plusieurs semaines l'iode combiné au tanin à la dose de 10 centigrammes d'iode par jour, en deux prises.

La dose de 5 centigrammes est indiquée comme la dose maxima pour une seule prise par M. SOULIÉ. Néanmoins, il ne faudrait pas croire que c'est la limite de la tolérance. Dans les cas graves (syphilis), on peut augmenter de beaucoup cette dose et nous avons pu nous-même prendre pendant quinze jours 30 centigrammes d'iode (soit six cuillerées à bouche de Vin Nourry iodotané) par jour, en deux prises, et cela sans le moindre inconvénient au point de vue gastrique, sans autres accidents d'iodisme qu'une très légère poussée d'acné.

Cette *tolérance remarquable de l'iode* administré à l'état de *combinaison iodotanée* mérite toute l'attention du thérapeute. Elle résulte tout naturellement des considérations exposées plus haut (absence d'effets gastriques, mode d'absorption, etc.) et qui nous permettent d'affirmer que c'est la meilleure forme, et de beaucoup, pour faire tolérer l'iode à hautes doses.

C'est une indication précieuse à retenir dans les cas où il est nécessaire d'agir énergiquement, de frapper fort et vite (gommes cérébrales).

La dose moyenne, suffisante, est 10 centigrammes par jour en deux prises, chez l'adulte; chez l'enfant, suivant l'âge, on donnera 1 à 5 centigrammes en deux prises.

Dans la fixation de la dose, nous avons toujours calculé en iode métallique.

Nous avons vu que l'introduction de la solution iodotanée dans l'estomac déterminait une excitation sécrétoire : il convient donc de l'administrer, autant que possible, *avant le repas.*

VII

D'une façon générale, la combinaison *iodotanée convient dans tous les cas où l'iode est indiqué.* Il serait sans intérêt de les passer tous en revue, nous nous bornerons à signaler ici les grandes indications.

Disons seulement que, comme l'annonçaient les considérations chimiques et pharmacologiques que nous avons exposées, le *vin iodotané* (c'est sous forme de Vin Nourry iodotané que nous avons prescrit à nos malades la combinaison iodotanée) a des *effets notablement plus rapides* et surtout *une action plus sûre* que les *autres préparations iodiques.*

1º Chez l'enfant, l'indication capitale est la scrofule et le lymphatisme;

2º Chez l'adolescent, les divers accidents liés à la croissance, notamment ceux de la sphère génitale;

3º Chez l'adulte, les affections diverses liées à la sclérose des vaisseaux (artériosclérose) et la syphilis.

VIII

1º **Lymphatisme et scrofule chez l'enfant**. — Le médicament le plus usuel en pareil cas est le sirop d'iodure de fer, dont nous avons montré plus haut les multiples inconvénients et dit l'action *souvent infidèle, toujours lente.*

Les observations nombreuses recueillies par les spécialistes les plus compétents à Paris, en province et à l'étranger (MONCORVO, T. MONOD), permettent d'affirmer : 1° que le vin iodotané est volontiers accepté par les enfants; 2° qu'il ne détermine chez eux aucun trouble digestif ni aucun symptôme d'iodisme; 3° qu'il a une action sûre et rapide, même sur les manifestations les plus rebelles, les plus tenaces (GIBERT, ARMAINGAUD) de la scrofule et du lymphatisme.

Nous pourrions citer de nombreuses observations où l'on a vu les tuméfactions ganglionnaires diminuer et disparaître parfois en moins de quinze jours, les amygdales hypertrophiées rentrer dans leur loge, les sécrétions purulentes chroniques des yeux et des oreilles se tarir, l'impétigo, la blépharite guérir radicalement, les lésions articulaires rétrocéder (GALAIS), etc., en même temps que l'état général s'améliore, que la nutrition reprend, que l'état d'atonie générale caractéristique et l'apathie morale et intellectuelle que présentent presque tous ces malades, font place à un véritable renouveau des énergies physiques et psychiques.

IX

2° **Chez l'adolescent, les accidents de croissance** (anémie, troubles dyspeptiques, douleurs osseuses, céphalées, hypertrophie du cœur, asthénie, etc.) relèvent de la médication iodée et le Vin Nourry iodotané est de tous l'agent le moins irritant et le plus actif. Nous insistons ici sur cette action non irritante de la combinaison iodotanée, car il est absolument indispensable à cet âge d'épargner au tube digestif toute cause d'irritation. La plupart des dyspepsies remontent à cette période troublée de la vie, et l'on sait combien nombreuses, combien diverses, combien graves sont les conséquences prochaines et surtout éloignées de ces troubles digestifs.

C'est chez la *jeune fille surtout* qu'il importe de les rechercher et de les soigner avec soin. Les observations établissant l'action remarquable, pour ainsi dire *spécifique*, du vin iodotané dans ces conditions, nous permettent d'être affirmatifs sur la réalité de son efficacité. Notre propre expérience est pleinement en harmonie avec les résultats obtenus par nombre de praticiens distingués (TROUSSEAU, PIDOUX, A. GASSOT).

Si l'on ouvre des traités classiques de thérapeutique, la médication iodée n'est guère mentionnée contre ces troubles de la nutrition contemporains de l'époque de la puberté chez la femme (*aménorrhée, dysménorrhée, troubles dyspeptiques et gastralgiques*, constipation, pâleur des téguments, augmentation de volume du cœur, affaissement moral, sensation de fatigue, état d'indifférence, vertiges, palpitations, etc.), mal classés, mal définis, qu'il n'est pas permis de rattacher uniquement à une maladie du sang (chlorose) et qui paraissent bien plutôt dépendre d'une souffrance de l'organisme entier, d'un vice de la nutrition, d'une sorte d'arrêt, de suspension, ou, tout au moins, d'un trouble profond de l'évolution.

Les diverses manifestations qui semblent graviter autour des manifestations pathologiques de la sphère génitale, ont été souvent considérées comme ne relevant guère de la médication iodée. On prescrit plutôt, en pareil cas, les médicaments ferrugineux que les médicaments iodiques. Or, le fer entraîne généralement, pour ne pas dire toujours, une aggravation de l'état morbide, ce qui tient à son action essentiellement nocive sur les fonctions digestives.

Comment agit dans ces cas le vin iodotané? Sans doute à la fois par son tanin et par son iode, mais assurément par son iode surtout, qui se comporte ici comme modificateur des éléments anatomiques, comme excitant des systèmes vasculaire, sanguin et lymphatique (Guéneau de Mussy), et sans doute aussi, à l'inverse des autres préparations iodées comme véritable médicament gastrique (G. Denarié).

X

· 3° **Chez l'adulte,** l'iode est considéré à juste titre, depuis les travaux de Trousseau, de Balfour, de Germain Sée, de Leyden, de Dujardin-Beaumetz, de Huchard, etc., comme le médicament par excellence de l'**artério-sclérose.**

· Dans les nombreuses lésions viscérales susceptibles d'intéresser tous les organes (cœur, rein, cerveau, foie, poumons, etc.) qu'entraîne la sclérose vasculaire, cette rouille de la vie, l'iodure de potassium est resté le médicament pour ainsi dire exclusif. Son action est indiscutable, son efficacité indubitable : mais pour en obtenir de bons résultats, il est nécessaire d'en continuer l'emploi pendant des mois, pendant des années.

Et alors, à côté du bénéfice réel que l'on attend de l'iode, il arrive un moment où l'on est obligé d'en suspendre l'usage, en raison des troubles digestifs graves qui en sont la conséquence et qui peuvent aboutir aux formes intenses d'hypopepsie.

C'est dans ce cas surtout que le praticien sent le besoin d'une combinaison iodée présentant les avantages des iodures, sans en avoir les inconvénients.

Il était intéressant d'expérimenter à ce point de vue le Vin Nourry iodotané. Bien que chez les malades les résultats de la médication iodée ne soient pas une affaire de jours, mais une promesse à longue échéance, nous avons pu cependant réunir dès maintenant des observations qui nous permettent d'affirmer l'efficacité du vin iodotané.

Nous avons obtenu des résultats égaux sinon supérieurs à ceux de l'iodure dans deux cas de cardiosclérose, dans un cas de néphrite interstitielle, chez plusieurs asthmatiques et chez un emphysémateux. Les malades étaient soumis antérieurement au traitement ioduré; chez tous nous avons constaté une tolérance plus complète et plus prolongée, une amélioration notable des fonctions digestives, en même temps qu'un progrès notable dans l'état de la nutrition générale. Quant à la lésion traitée, les résultats nous ont paru aussi rapides, et chez les **asthmatiques** et les **emphysémateux** notamment plus durables qu'avec l'iodure de potassium. Sur ce point nos résultats concordent avec ceux qu'a obtenu M. le Professeur MONCORVO.

Sans parler de son action dans le traitement des troubles de la convalescence des maladies infectieuses (influenza, fièvre typhoïde, etc.), où le *vin iodotané* répond à toutes les indications, nous terminerons par la grave question du traitement de la **syphilis**. Depuis

les travaux de Wallace, de Ricord, de Velpeau, etc.,
l'iodure de potassium est l'agent par excellence de la médication de la syphilis tertiaire. C'est un médicament sûr
et éprouvé : en laissant de côté les accidents d'iodisme
parfois graves et même mortels, nous l'avons vu plus
haut, le principal reproche à lui adresser, et on conviendra
qu'il est assez sérieux, c'est qu'il détériore rapidement,
pour peu que son usage doive être prolongé, l'état de
la nutrition par suite des troubles digestifs qu'il entraîne.

L'iode ne saurait à coup sûr se substituer au mercure;
la question n'est pas là : *l'iodure de potassium peut-il être
remplacé par la combinaison iodotanée, qui n'en présente pas
les graves inconvénients?*

Chez une de nos malades présentant des manifestations
spécifiques pharyngo-laryngées, dès qu'elle interrompait
pendant quelque temps le traitement ioduré, nous nous
trouvions dans une situation fort embarrassante : sans
iodure, le virus syphilitique manifestait son activité,
forçant à reprendre le traitement; celui-ci institué,
bientôt apparaissaient des troubles digestifs et des accidents d'iodisme (acné grave), qui en nécessitaient la
suspension. Depuis que notre malade prend du vin
iodotané, les accidents syphilitiques n'ont pas reparu,
l'appétit persiste, les digestions se sont améliorées et
l'état général reste tout à fait satisfaisant.

Ce cas, que nous avons cité, en raison de son caractère typique, n'est pas isolé : nous avons constaté à maintes reprises et d'autres que nous ont vérifié l'action antisyphilitique de la préparation iodotanée.

Résumant la question du traitement de la syphilis tertiaire par le Vin Nourry iodotané, nous concluerons que cette préparation doit être donnée : 1° chez tous ceux qui ne supportent pas l'iodure de potassium (iodisme, troubles digestifs), et ils sont nombreux; 2° chez tous les malades qui doivent être soumis à un traitement prolongé; 3° enfin chez ceux qui, menacés d'accidents graves, réclament une médication active et énergique, et dans ce dernier cas, nous donnons la préférence au vin iodotané, en raison de la possibilité que nous avons d'introduire et de faire bien supporter, grâce à lui, des doses d'iode relativement très élevées dans l'organisme.

CONCLUSION

Si nous résumons, en terminant, les indications *fondamentales* du Vin Nourry iodotané, nous voyons donc qu'à *tous les âges de la vie,* il peut se substituer *avantageusement* aux autres préparations d'iode.

Ainsi que le faisaient déjà prévoir les recherches

expérimentales que nous avons exposées au début de ce travail, touchant la composition chimique, la tolérance et le mode d'absorption et d'élimination de ce produit, celui-ci s'est montré en clinique d'une action particulièrement sûre et rapide.

Qu'il s'agisse des nombreuses lésions rapportées chez l'enfant à la *scrofule* ou au *lymphatisme;* chez l'adolescent, troubles multiples *liés à la croissance,* surtout chez la femme; chez l'adulte, des maladies relevant des scléroses vasculaires (myocardites chroniques, angines de poitrine, lésions artérielles, asthme, emphysème, cirrhoses du foie et des reins, athérome cérébral, etc.), ou bien encore des accidents consécutifs à l'infection syphilitique, le Vin Nourry iodotané, *grâce à son innocuité vis-à-vis du tube digestif, grâce à son assimilation parfaite, dans l'état où l'iode est à son maximum d'action,* permet d'obtenir des résultats à la fois plus *réguliers* et plus *durables* que les iodiques généralement employés.